Die Energie bewegen

Übungen für das Holz-Element

von Sakina K. Sievers und Nirgun W. Loh

Illustrationen von Bernhard Oberdieck

ShenDo Verlag

Wichtiger Hinweis

Die in diesem Büchlein vorgestellten Übungen sollten nicht angewendet werden bei allen akuten, ungeklärten Beschwerden.

Bei schwerwiegenden Erkrankungen, Bandscheibenvorfällen und ungeklärten Schmerzzuständen sollte auf jeden Fall ein Arzt oder Heilpraktiker zu Rate gezogen werden.

6. Auflage 2024

Wolfgang Loh
Dorfstraße 24 A
23948 Stellshagen

Internet: www.shendo-verlag-institut.de

Illustrationen: Bernhard Oberdieck
Layout: Carola Klinke
Foto Innenseite: © Rita Kochmarjova – Fotolia.com
Lektorat: Michael Thomae
Printed in Germany
ISBN 978-3-943986-23-5

Die Energie zum Fließen bringen

Die Kraft des Holz-Elements erfahren wir am besten an einem Frühlingstag, wenn nach dem langen Winter das Leben von Neuem erwacht. Winde fegen über das Land und überall in der Natur sprießt es und wird wieder grün. Es liegt Frische und Dynamik in der Luft.

Das Holz steht für Kraft, Lebendigkeit, Abenteuerlust und den Aufbruch zu neuen Ufern. Um sich ganz entfalten zu können, braucht die Holzenergie viel Freiraum, wie eine Baumkrone, die sich in alle Richtungen ausbreitet. Werden das Wachstum und die Entfaltung jedoch eingeschränkt, stagniert die Holzenergie. Immer wenn wir uns angespannt, gereizt, ungeduldig, ärgerlich oder wütend fühlen, ist das Holz-Element betroffen.

Dem Holz sind die Organe Leber und Gallenblase zugeordnet. Ihre Energieleitbahnen (Meridiane) verlaufen über die Seiten des Körpers. Der Gallenblasenmeridian beeinflusst insbesondere den Zustand der großen Gelenke. Die Übungen für das Holz-Element beziehen daher den Nacken und die Schultern, die Flanken und die Hüfte sowie die Außen- und Innenseiten der Beine mit ein.

Um Leber und Gallenblase gesund zu erhalten, braucht es regelmäßige Bewegung. Bewegung bringt gestaute Energie in Schwung und hilft körperliche und seelische Anspannung zu lösen. Wenn das Qi wieder frei fließen kann, fühlen wir uns wohl und gesund.

Für die Übungen im Stehen

Stelle dich aufrecht hin, die Füße parallel und etwa hüftweit auseinander, die Knie leicht gebeugt. So bist du gut geerdet und kannst stabil und sicher stehen. Stelle dir vor, dass du von einem »Himmelsfaden«, der am Scheitelpunkt deines Kopfes ansetzt, gehalten wirst. Lasse deine Schultern nach unten sinken und öffne leicht den Mund, so dass der Kiefer entspannen kann. Dein Blick ist weich nach vorne auf den Horizont gerichtet. Während der Dauer der Übung achte auf eine entspannte Position.

Spüre immer wieder nach, wie sich die beiden Körperhälften im Vergleich anfühlen. Die Gallenblase regiert über die Seiten des Körpers. Deutliche Unterschiede zwischen beiden Seiten weisen auf ein Ungleichgewicht hin.

Für die Dehnungen

Für die Übungen am Boden lege dich in bequemer Kleidung auf einen Futon oder eine Yogamatte. Gehe allmählich in die Dehnungen hinein und forciere nichts. Achte auf deinen Körper, wie weit er die Dehnung zulässt. Suche nicht die maximale Dehnung, sondern finde einen Punkt, wo du ein deutliches Ziehen spürst, das aber noch wohltuend ist. Wie weit du dabei kommst, ist unwichtig.

Verweile hier, wippe nicht nach, und lasse dich mehr und mehr in die Dehnung hinein »schmelzen«. Durch das Loslassen in die Position öffnest du dich für die Stille, in der du deine Körperempfindungen, Gedanken und Gefühle wahrnehmen kannst. So kommst du dir selbst näher.

Eine ruhige, tiefe Atmung in den Bauch unterstützt dich dabei, in der Dehnung entspannt zu bleiben, und regt gleichzeitig den Energiefluss an. Ruhe nach jeder Übung in bequemer Lage nach. Sollte sich bei einer Dehnung ein scharfer Schmerz einstellen, löse dich sofort aus der Position.

Die vorgestellten Übungen sind für jeden geeignet, ob alt oder jung, fit oder untrainiert, und sehr wirksam bei regelmäßigem Praktizieren. Wenn du dir täglich 10 oder 20 Minuten oder auch länger dafür Zeit nimmst, wird sich deine Lebensqualität fühlbar verbessern. Beginne mit den Übungen, die dich am meisten ansprechen. Besonders gut ist es, sie immer zur gleichen Tageszeit zu praktizieren. Nach und nach wird dein Körper beweglicher werden.

Falls du aus gesundheitlichen Gründen Zweifel hast, ob eine Übung gut für dich ist, frage deinen Arzt oder Heilpraktiker um Rat.

Wir wünschen dir viel Freude beim Üben!
Sakina und Nirgun

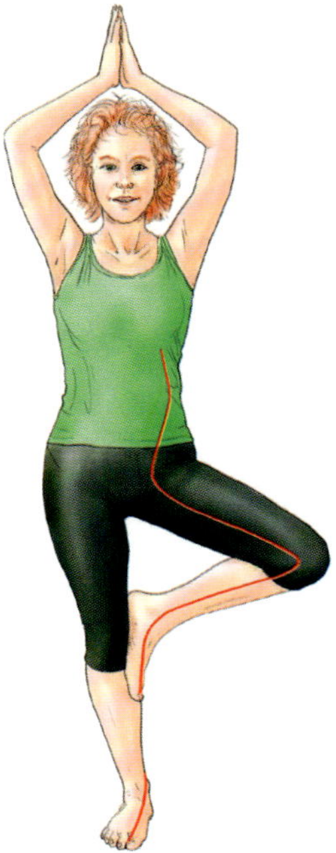

Die Leber und der Lebermeridian

Im Verständnis der Chinesischen Medizin ist die Leber der Architekt unseres Lebens. Durch eine gesunde Leberenergie sind wir in der Lage, Ideen zu entwickeln, Pläne zu schmieden und unser Potenzial zu entfalten. Sie gibt uns, zusammen mit der Gallenblase, dem Baumeister, den Mut, der inneren Vision zu folgen, und die Kraft, Lösungen zu finden.

Die Leber sorgt für einen harmonischen Fluss der Energie. Ist die Lebensenergie im Fluss, fühlen wir uns pudelwohl. Auch auf der körperlichen Ebene hat die Leber eine große Bedeutung: Sie speichert das Blut und gibt es bei Bedarf ab. Sie energetisiert das Becken und die Sexualorgane. Sie regiert über Muskeln, Bänder und Sehnen und lenkt darüber die körperliche Aktivität und Bewegung. Sie öffnet sich in die Augen und zeigt sich in gesunden Finger- und Fußnägeln. Rote, juckende Augen oder brüchige Nägel sind ein Indiz für ein Ungleichgewicht der Leberenergie.

Visualisiere den Lebermeridian als ein leuchtend-grünes Band, das an der Außenseite der großen Zehe beginnt und zwischen erstem und zweitem Mittelfußknochen über den Fußrücken und weiter über die Innenseite von Unter- und Oberschenkel zur Leiste verläuft. Es zieht über den Bauch und endet unterhalb der Brustspitze im sechsten Rippenzwischenraum.

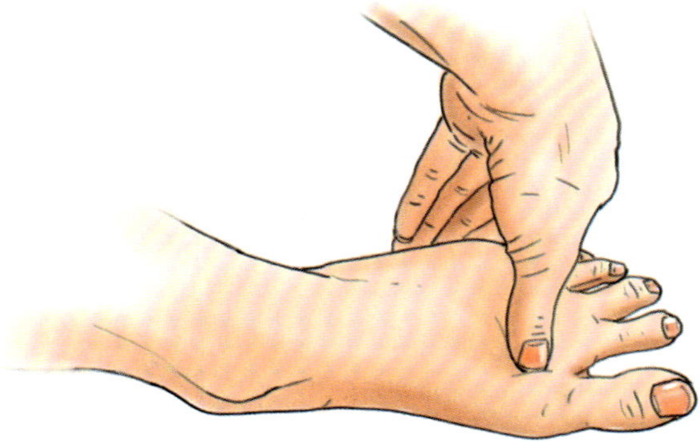

»Mächtiger Ansturm«
Akupressurpunkt Leber 3

Leber 3 liegt auf dem Fußrücken in einer Vertiefung im Winkel zwischen dem ersten und zweiten Mittelfußknochen, ein Daumenbreit oberhalb des Grundgelenks der großen Zehe. Der Punkt ist oft druckempfindlich.

Leber 3 ist der wichtigste Punkt bei einer Stagnation der Energie und der Emotionen.

- **Wirkung**

fördert den gleichmäßigen Fluss von Energie und Blut im ganzen Körper; wirkt ausgleichend bei innerer Anspannung; harmonisiert Stimmungsschwankungen; besänftigt aufgestaute Emotionen wie unterdrückte Wut, Ungeduld, Frustration; beruhigt den Geist; entspannt und nährt Sehnen, Bänder und Muskeln

hilfreich bei prämenstruellen Spannungen und Menstruationskrämpfen, bei Kopfschmerzen sowie bei verkrampfter Muskulatur

Leber 3 ist ein wichtiger Punkt für die Augen und wirkt unterstützend bei roten, brennenden Augen und verschwommener Sicht.

In der Schwangerschaft nur sanft halten!

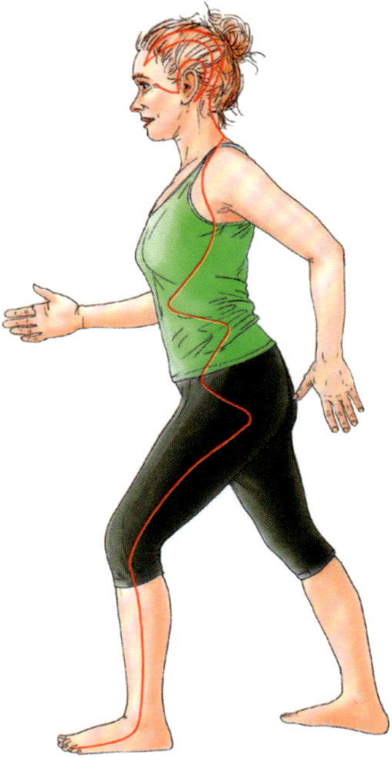

Die Gallenblase und der Gallenblasenmeridian

Der Gallenblasenmeridian beginnt am äußeren Augenwinkel und zieht im Zickzack über die Seite des Kopfes in den Nacken. Er verläuft weiter über die Halsseite zur Schulter und dann im Zickzack die Flanke hinab bis zur Hüfte. Von hier geht es entlang der »Hosennaht« die Außenseite des Ober- und Unterschenkels abwärts und über den Fußrücken zur vierten Zehe, wo der Meridian endet.

Die Gallenblase ist das ausführende Organ der planenden Leber. Durch die Kraft der Gallenblase sind wir in der Lage, klare, rasche und effiziente Entscheidungen zu treffen. Sie lässt uns die Initiative ergreifen, entschlossen handeln und uns auch durchsetzen. Sie fördert die Bereitschaft und den Mut, uns dem Leben und seinen Herausforderungen zu stellen. »Packen wir es an!« lautet das Lebensmotto einer gesunden Gallenblase.

Auf der körperlichen Ebene hat die Gallenblase folgende Funktionen: Sie speichert die Gallenflüssigkeit und sondert sie zur Fettverdauung ab, unterstützt die Flexibilität und Spannkraft von Muskeln, Bändern und Sehnen und regiert über die großen Gelenke von Schultern und Hüfte. Sie hat einen großen Einfluss auf die Körperseiten und balanciert beide Seiten aus.

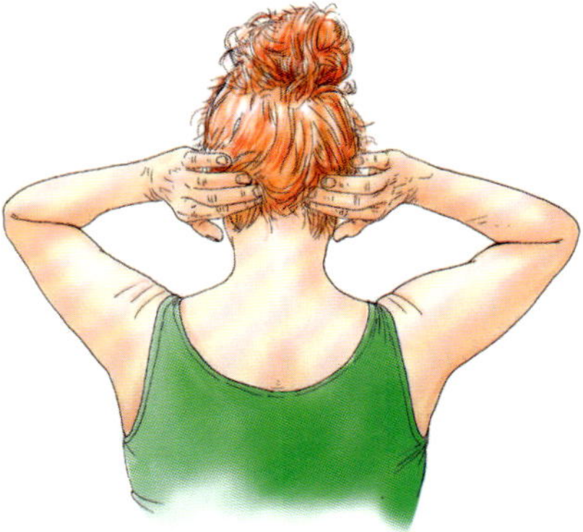

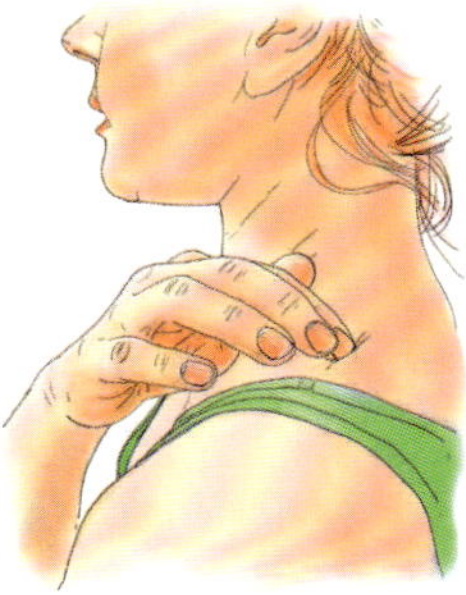

»Teich des Windes« - Gallenblase 20

Gallenblase 20 liegt am unteren Schädelrand in einer Vertiefung zwischen den Ansätzen der beiden Nackenmuskeln, des Trapez- und des Kopfwendermuskels. Drücke die Punkte in Richtung Stirn.

- **Wirkung**

befreit den Nacken; lässt tief entspannen; klärt den Geist; befreit von belastenden Gedanken; unterstützt die Kommunikation zwischen Kopf und Körper; ist daher hilfreich, wenn wir zu sehr im Kopf sind; bei Kopfschmerzen und Nackenverspannungen

»Brunnen der Schulter« - Gallenblase 21

Gallenblase 21 liegt oben auf der Schulter, auf dem höchsten Punkt des Schultermuskels, zwei Fingerbreit neben dem Nackenansatz.

- **Wirkung**

lockert Schultern und Nacken; wirkt allgemein entspannend; befreit festgehaltene Emotionen; löst Energiestagnation auf; verbessert die Kommunikation zwischen Kopf und Körper; hilfreich bei chronischer Anspannung und Stress

Nicht während der Schwangerschaft anwenden!

Eine gesunde Leberenergie zeigt sich in

der Verwirklichung des eigenen Potenzials
einem freien, geschmeidigen Energiefluss im ganzen Körper
einem harmonischen Gemütszustand
einer problemlosen Regelblutung
klaren, wachen Augen und einem guten Sehvermögen
gesunden Finger- und Fußnägeln

Körperliche Symptome bei Ungleichgewicht

Verspannungen, Kopfschmerzen
Völlegefühl, Bauchschmerzen
prämenstruelles Syndrom, Menstruationskrämpfe
Durchschlafstörungen, vor allem zwischen 1 und 3 Uhr
trockene oder gerötete Augen, Bindehautentzündung

Seelisch-geistige Symptome bei Ungleichgewicht

Unzufriedenheit, Frustration, Launenhaftigkeit
Anspannung, Ungeduld, blockierte Kreativität
Ärger, Reizbarkeit, emotionale Ladungen
antriebs-, plan-, ziel- und einfallslos

Eine gesunde Gallenblasenenergie zeigt sich in

der Bereitschaft und dem Mut, sich dem Leben mit seinen Herausforderungen und Konflikten zu stellen
der Kraft, Entscheidungen zu treffen und sich durchzusetzen
einem harmonischen Gleichgewicht zwischen rechter und linker Körperhälfte
einer gut definierten Muskulatur und dem Verlangen nach körperlicher Bewegung und Sport

Körperliche Symptome bei Ungleichgewicht

seitlicher Kopfschmerz und Migräne
Schulter- und Nackenverspannungen
Hüftgelenksbeschwerden, Hüftarthrose, Ischias
Gallenbeschwerden und Gallensteine

Seelisch-geistige Symptome bei Ungleichgewicht

Unentschlossenheit, Wankelmut, zögerlich, verzagt
Durchsetzungsschwäche, Handlungsunfähigkeit
Unvermögen, Gefühle der Enttäuschung oder Wut auszudrücken
aufbrausend, hitzköpfig, streitsüchtig, aggressiv, jähzornig

Der freie Fluss der Emotionen

Die Leber ermöglicht nicht nur einen freien Fluss der Energie, sondern auch der Gefühle. Dafür ist es wichtig, alle Gefühle zu erlauben, nicht nur die netten, freundlichen, sondern auch jene Emotionen, die wir häufig verstecken, weil sie gesellschaftlich nicht anerkannt sind: die wütenden, reizbaren, frustrierten ... Auch sie sind ein Teil von uns und vergiften uns, wenn wir sie verleugnen.

Aus Sicht der Chinesischen Medizin gilt keine der Emotionen als gut oder schlecht, sie werden einfach als Energie aufgefasst. Lang anhaltende oder intensive Emotionen blockieren den Energiefluss, erschöpfen die Lebenskraft und beeinträchtigen die Funktionen der inneren Organe: Ärger behindert den Energiefluss in den Meridianen von Leber und Gallenblase; Angst wirkt sich auf Nieren und Blase aus, übermäßige Sorge auf Magen und Milz; überstarke Begierde stört das Herz und das Festhalten an Trauer die Lunge.

Was die Energie wieder zum Fließen bringt, ist nicht nur das bewusste Zulassen der Gefühle, sondern auch körperliche Bewegung, Sport und eine Arbeit, die uns erfüllt. Wenn sich Emotionen angestaut haben, ist es wichtig, »Dampf abzulassen«: Statt unseren Kummer und unsere Sorgen in uns hineinzufressen, Wut und Ärger »runterzuschlucken«, können wir die Energie bewegen durch Stampfen, Toben, Schreien, Tanzen und vieles mehr!

Die Leber und der Lebensplan

Sich ein Bild davon zu machen, wie das eigene Leben aussehen soll, und diese Vision dann umzusetzen, ist die ureigenste Kraft des Holz-Elements. Wenn wir jedoch unserem Lebensplan nicht folgen und uns gegen das Leben und uns selbst sperren, kommt es zu Unzufriedenheit und Frustration. In solchen Phasen der Orientierungslosigkeit ist eine Visionssuche wichtig. Dazu kannst du dich mit folgenden Fragen auseinandersetzen:

- Was tust du besonders gerne und mit Tatkraft und Elan?
- Was sind deine besonderen Talente und Fähigkeiten? Wie kannst du sie zur Entfaltung bringen?
- Wonach sehnst du dich? Was fehlt dir im Moment in deinem Leben: Anerkennung, Geld, Macht, Belohnung, Erfüllung, Liebe?
- Tust du im Leben das, was du willst? Falls nicht – wer oder was hindert dich daran?
- Wie würdest du gerne leben, wenn alles möglich wäre?
  Auch wenn dir das im Moment ganz weit weg erscheint, mache heute einen Schritt darauf zu.

Wenn du dir dabei begrenzender Überzeugungen gewahr wirst wie: »Ich schaffe das nicht ...«, »Ich kann das nicht ...«, lege sie für einen Moment bewusst beiseite. Stelle dir vor, wie es ist, ohne diese einschränkenden Gedanken zu leben.

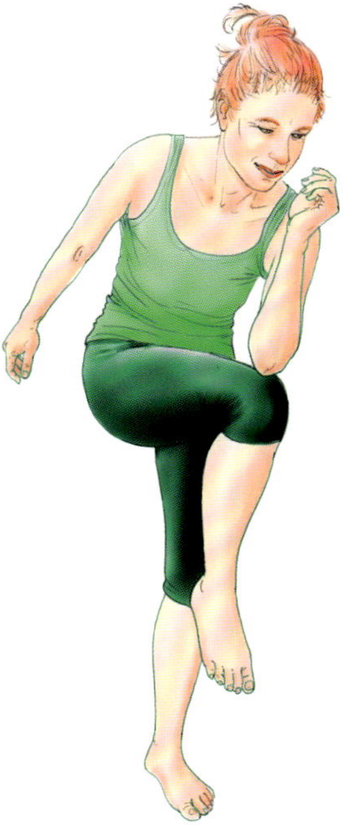

»Den Tiger wecken« - Aufwärmübungen

Beginne damit, dich kreuz und quer in den Raum zu dehnen. Spüre, wohin dein Körper sich gerade recken und strecken möchte, wo er Bewegung und Länge braucht. Dehne so viele Gliedmaßen wie möglich und atme bewusst Spannung aus.

Kreise die Schultern mit locker hängenden Armen, zunächst nach hinten, dann nach vorne. Dann ziehe sie mit dem Einatmen soweit du kannst nach oben. Halte einen Moment inne. Mit dem Ausatmen lasse sie nach unten fallen. Beginne langsam und werde allmählich schneller. Die Schultern bewegen sich weiterhin synchron mit deinem Atem.

Marschiere nun mit großen Schritten auf der Stelle, bringe dabei die Knie nach oben und setze auch die Arme ein. Nach 1–2 Minuten berühre bei jedem Schritt das gebeugte Knie mit dem gegenüberliegenden Ellenbogen. Mache solange weiter, bis dir richtig warm und »der Tiger« geweckt ist. Zum Abschluss spüre einen Moment aufrecht stehend deine vitale Energie.

- **Wirkung**

fördert die Durchblutung; unterstützt den Energiefluss; erfrischt und vitalisiert. Der Tiger ist das Krafttier des Holz-Elements. Er steht für innere Stärke, Lebendigkeit und Durchsetzungsvermögen.

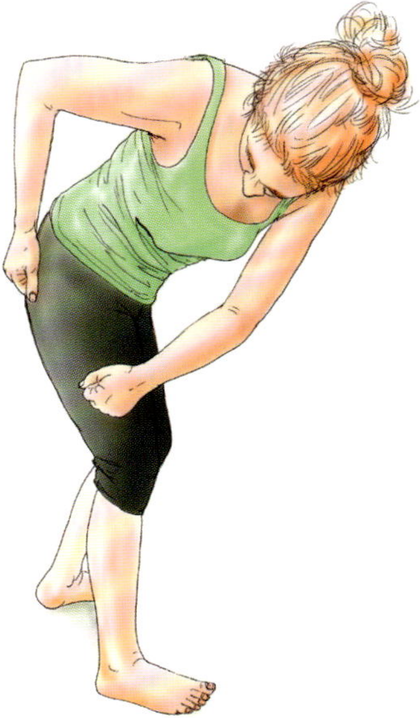

»Energiewecker« - Die Meridiane abklopfen

Stehe aufrecht und klopfe mit losen Fäusten die Körperzonen der Holzmeridiane. Die Handgelenke sind dabei locker, die Bewegungen sind rhythmisch und relativ schnell.

Beginne mit der rechten Hand auf der linken Seite. Klopfe auf der Schulter die Zone von Gallenblase 21 (siehe S. 13), dann mit beiden Händen die Flanke hinunter bis zum Po zu Gallenblase 30 (siehe S. 37). Es geht weiter über die Außenseite des Oberschenkels. Dieser Bereich entlang der Hosennaht wird als »Zone der ungelebten Träume« bezeichnet. Hier werden Gefühle von Frustration und Ärger über ungenutzte Möglichkeiten als Schlackenstoffe eingelagert. Die großen Muskeln von Gesäß und Oberschenkel, die häufig angespannt sind, behandle kraftvoll.

Wandere klopfend den Unterschenkel abwärts bis zum Fuß und auf der Innenseite des Beins entlang des Lebermeridians wieder aufwärts bis zum Becken. Wiederhole auf der rechten Seite. Zum Abschluss klopfe beidseitig sanft Leisten und Rippenbögen.

- **Wirkung**

stärkt das Körpergefühl; wirkt wie ein Muntermacher; fördert die Durchblutung; löst Stagnation; stimuliert die Holzmeridiane

Vorsicht bei Krampfadern!

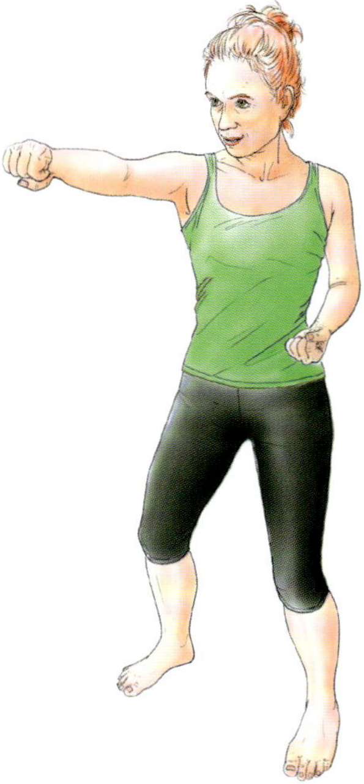

Boxen und mit den Augen funkeln

Stehe aufrecht in einer stabilen Position. Nimm ein paar tiefe Atemzüge und richte deine Aufmerksamkeit auf deinen Bauch, um hier Energie aufzubauen.

Bringe nun deine geballten Fäuste zur Hüfte, die Ellenbogen weisen nach hinten. Mit einem Ausatmen stoße eine Faust kräftig nach vorne und gib einen Zischlaut von dir. Funkle dabei mit den Augen und schaue grimmig und entschlossen, wie ein erfahrener Kung-Fu-Kämpfer. Dein Oberkörper bleibt aufrecht.

Komme zurück in die Ausgangsposition und schwinge mit dem nächsten Ausatmen den anderen Arm nach vorne. Boxe für 2–3 Minuten, auch zu den Seiten, wobei sich Hüfte und Oberkörper zur Seite drehen und du dein Gewicht zu zwei Dritteln dorthin verlagerst. Sammle für jeden Hieb mit einem tiefen Atemzug deine Kraft im Unterbauch und richte deinen Blick aus. Anschließend bleibe aufrecht stehen und spüre die Lebendigkeit, die in dir steckt.

• **Wirkung**

regt den Energiefluss im ganzen Körper an; fördert Vitalität und Wachheit; unterstützt Stärke und Entschlossenheit; ist hilfreich, wenn wir Konflikte meiden, und Schwierigkeiten haben, uns angemessen zu verteidigen oder unsere Meinung offensiv zu vertreten

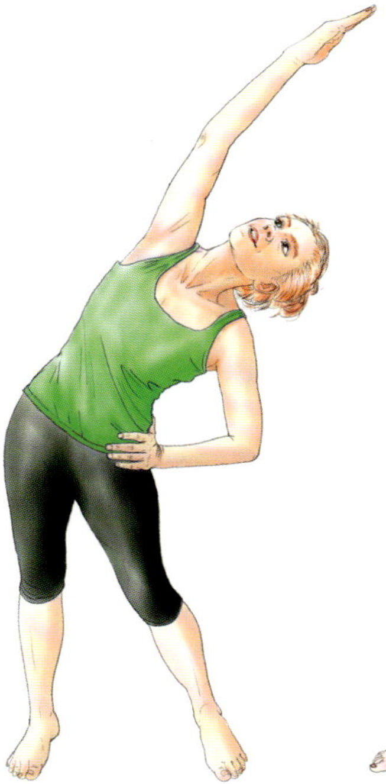
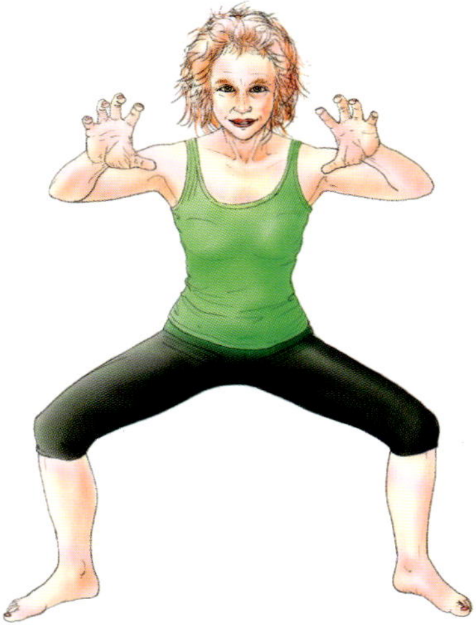

»Das Brüllen des Tigers«

Stehe in weitem Stand und hebe den linken Arm an. Dehne die linke Seite, indem du den Arm über den Kopf weit nach rechts ziehst und dich zur rechten Seite lehnst. Mit der rechten Hand kannst du dich an der Hüfte oder dem rechten Bein abstützen. Atme in die gedehnte Seite. Der Rücken knickt nicht nach vorne oder hinten ab. Halte diese Position für ein paar tiefe Atemzüge, dann wiederhole sie zur anderen Seite.

Nachdem du dich zu beiden Seiten geöffnet hast, komme zurück in die Ausgangsposition. Nimm einen tiefen Atemzug, öffne die Augen weit, springe in eine Angriffshaltung, strecke die Arme aus und spreize die Finger, als wolltest du die Krallen ausfahren. Mache dabei einen kraftvollen Laut, tief aus dem Bauch heraus, als wärst du ein brüllender Tiger. Dann richte dich wieder auf und spüre in deinen Bauch. Wiederhole diesen Ablauf noch zweimal.

- **Wirkung**

lässt dich die Körperseiten bewusst spüren und gleicht Unterschiede aus; vertieft die Atmung in die Flanken. Der Schrei aus dem Bauch heraus befreit von angestauten Emotionen und löst innere Anspannung. Er kann große Kraft freisetzen, stärkt das Selbstbewusstsein, fördert Mut und erinnert dich daran, dass du ein wilder Tiger bist!

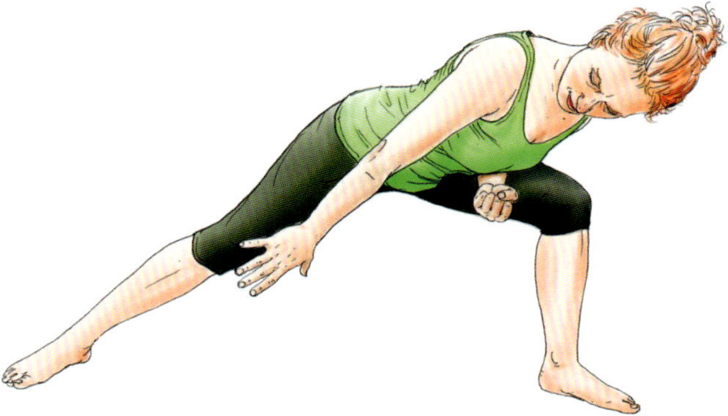

»Die Pflanze mit der Wurzel ausreißen«

Stehe aufrecht mit weit auseinander gestellten Beinen. Lass deinen Schwerpunkt nach unten sinken und bringe deine losen Fäuste mit den Handrücken nach unten zu den Hüften. Verlagere dein Gewicht zur linken Seite, das Knie ist hier gebeugt, und strecke das rechte Bein. Mit beiden Füßen flach am Boden bewege deine rechte, sich öffnende Hand hinab zum linken Knie oder bis zum Fuß.

Führe die offene Hand vor dir in einem großen Bogen zum rechten Bein. Neige dich dabei mit geradem Rücken nach vorne und verlagere dein Gewicht so weit nach unten, dass du ein deutliches Dehngefühl an der Innenseite des gestreckten Beins spürst. Dein Schwerpunkt bleibt auf der linken Seite, das rechte Bein ist die ganze Zeit gestreckt, und dein Blick folgt deiner Hand. Am rechten Knie oder Fuß angekommen, schließe deine Hand wieder zu einer losen Faust, als hättest du die Pflanze ergriffen und ausgerissen.

Bringe die Faust zurück zur Hüfte, richte dich wieder auf und begib dich in die Ausgangsposition. Wechsle nun zur anderen Seite und wiederhole die Sequenz noch 4–8-mal auf jeder Seite.

- **Wirkung**

stabilisiert und kräftigt die Muskeln und Sehnen; öffnet die Beininnenseiten und die Hüfte; dehnt den Lebermeridian

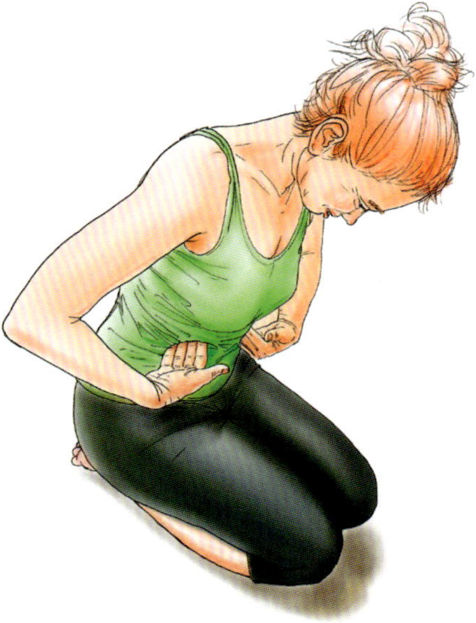

Entspannung im Oberbauch

Sitze aufrecht im Fersensitz oder auf einem Stuhl. Lege deine Handflächen auf den Oberbauch. Ertaste auf beiden Seiten den Verlauf des Rippenbogens, während deine Atmung den Brustkorb fortwährend bewegt. Hier befinden sich auf der rechten Seite Leber und Gallenblase, links der Magen. Streiche nun den unteren Brustkorb einige Male von innen nach außen aus, jeweils mit dem Ausatmen. Nach einer Weile kannst du die Intensität des Ausstreichens verstärken.

Bringe jetzt die Fingerspitzen beider Hände in die Mitte unter den Rippenbogen. Nimm einen tiefen Atemzug, neige dich mit dem Ausatmen leicht nach vorne und lass die Fingerspitzen behutsam unter die Rippen gleiten. Mit dem Einatmen löse die Hände und komme zurück. Mit dem nächsten Atemzug versetze die Finger ein Stück weit nach außen und führe sie auch hier mit dem Vorneigen unter die Rippen. Auf diese Weise gehe Stück für Stück den ganzen Rippenbogen bis nach außen.

- **Wirkung**

stärkt die Verdauung; fördert die Beweglichkeit des Zwerchfells, das unterhalb des Rippenbogens liegt und häufig aufgrund von Emotionen angespannt ist; unterstützt einen spontanen Ausdruck

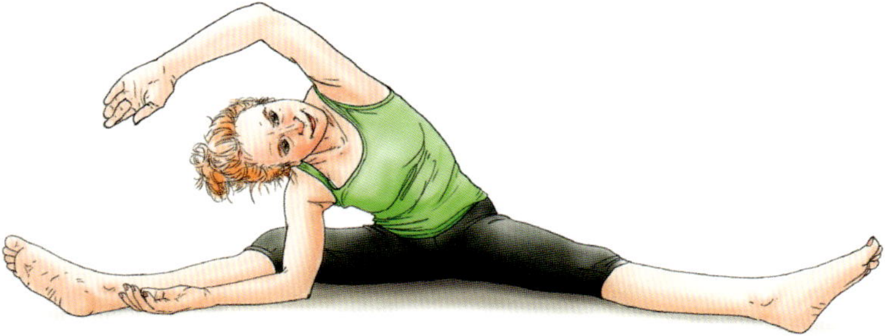

»Libelle« - Meridiandehnung

Setze dich aufrecht hin und grätsche die Beine so weit, bis du eine angenehme Dehnung an ihren Innenseiten spürst. Wenn es schwierig ist, dich in dieser Position aufrecht zu halten, setze dich leicht erhöht auf eine gefaltete Decke.

Zur Dehnung des Gallenblasenmeridians drehe dich über das rechte Bein, so dass sich deine linke Flanke öffnet. Achte darauf, dass beide Gesäßhälften am Boden bleiben. Den unteren Arm kannst du auf einem Kissen, dem Bein oder auf dem Boden ablegen, den oberen Arm bringe über deinen Kopf. Verweile hier für 1–2 Minuten, komme dann zurück zur Mitte und wechsle zur anderen Seite. Anschließend gehe zurück in die Ausgangsposition.

Nun beuge dich mit rundem Rücken nach vorne. Die Dehnung ist jetzt vor allem an den Innenseiten (Lebermeridian), aber auch an den Rückseiten der Beine spürbar. Stütze dich auf den Händen oder, falls möglich, auf den Ellenbogen ab. Lasse den Kopf sanft nach unten hängen. Nach 2–3 Minuten richte dich langsam wieder auf, schließe die Beine und ruhe in Rückenlage nach.

- **Wirkung**

öffnet die Hüfte, die Leisten und die Körperseiten; dehnt die Oberschenkel; energetisiert das Becken und die Unterleibsorgane

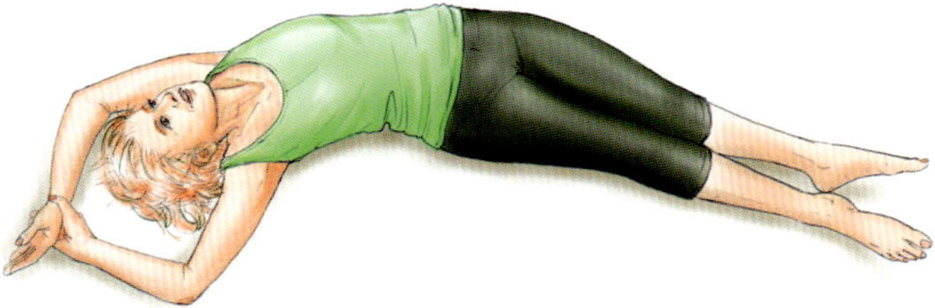

»Banane« - Meridianöffnung

Lege dich flach auf den Rücken und bringe die Arme über den Kopf. Deine Hände umfassen die Ellenbogen oder die rechte Hand ergreift das linke Handgelenk. Mit einem tiefen Atemzug schiebe beide Beine so weit es geht nach rechts. Achte darauf, dass du nicht zur Seite kippst. Der Rumpf bleibt fest auf dem Boden.

Bewege dann auch den Oberkörper und die Arme Stück für Stück zur rechten Seite. Gehe so weit, bis du eine Grenze spürst. Den Kopf rolle sanft hin und her, um eine Position zu finden, die sich gut anfühlt. Du kannst die Dehnung noch intensivieren, indem du die linke Ferse über den rechten Fuß ablegst.

Dein ganzer Körper ist jetzt in der gebogenen Haltung einer Banane, die linke Seite wird geöffnet. Lasse nun alle Spannung los, gib dein ganzes Gewicht an den Boden ab. Verweile für 1–3 Minuten in dieser Haltung, komme danach zurück in die Ausgangsposition und wechsle zur anderen Seite. Nimm Unterschiede zwischen beiden Seiten wahr und ruhe anschließend in Rückenlage nach.

- **Wirkung**

dehnt den Gallenblasenmeridian in seiner ganzen Länge; öffnet die Flanken; bringt Beweglichkeit in die Wirbelsäule; löst Spannungen in den Schultern

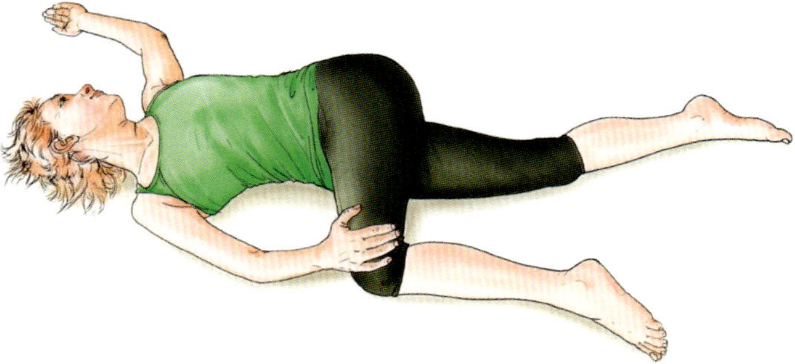

»Krokodil« - Meridiandehnung

Lege dich flach auf den Rücken. Hebe dein Gesäß etwas zur rechten Seite, winkle das rechte Bein an und lasse es, geführt von der linken Hand, in einem rechten Winkel auf der linken Seite zum Boden sinken. Falls die Dehnung für dich zu intensiv ist, lege ein Kissen oder Polster unter das angewinkelte Bein.

Den rechten Arm kannst du zur Seite oder auch diagonal nach oben ausstrecken. Um bei der Dehnung die Halswirbelsäule mit einzubeziehen, schaue zur rechten Seite. Atme tief in deinen Bauch und entspanne dich in die Position.

Verweile hier für 2–3 Minuten oder länger, dann komme zurück zur Mitte. Bringe die angewinkelten Beine zur Brust, umfasse sie mit beiden Händen und lasse sie kreisen. Begib dich in die Rückenlage und spüre den Unterschied zwischen beiden Körperhälften. Wechsle danach zur anderen Seite. Zum Abschluss ruhe in Rückenlage nach.

- **Wirkung**

stimuliert die Bauchorgane; mobilisiert die Wirbelsäule; hält den Rücken geschmeidig; öffnet die Schultern und die Flanken; dehnt den Gallenblasenmeridian in seiner ganzen Länge

Während der Schwangerschaft nur vorsichtig üben!

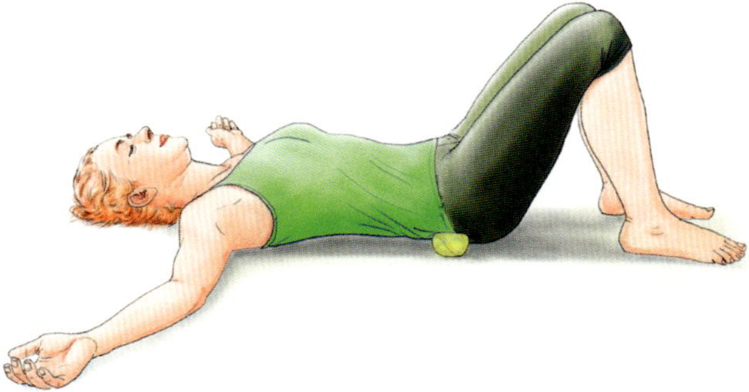

Hüftbehandlung mit dem Faszienball »Im Kreise springen« - Gallenblase 30

Lege dich auf den Rücken und stelle die Füße auf. Bringe einen Gummi- oder Tennisball unter deine linke Gesäßhälfte. Finde eine Stelle, die deine Aufmerksamkeit wünscht. Probiere nun verschiedene Möglichkeiten aus, um den Punkt zu stimulieren: Winkle das linke Bein an, lasse es nach außen kreisen und nach einer Weile ganz nach außen fallen. Dann strecke es lang aus und bewege dich leicht hin und her. Führe die Bewegungen behutsam aus, denn der ganze Bereich der Gesäßaußenseite kann druckempfindlich sein. Vermeide jedoch nicht die schmerzhaften Bereiche – es sei denn, sie sind unerträglich –, sondern atme tief in sie hinein.

Finde nun einen neuen Punkt und stimuliere auch ihn in mehreren Positionen. Lockere auf diese Weise die gesamte Gesäßaußenseite. In ihrer größten Vertiefung liegt hier der Akupressurpunkt Gallenblase 30. Wiederhole dann alles auf der anderen Seite und ruhe flach auf dem Rücken liegend nach.

- **Wirkung**

wirkt allgemein kräftigend und motivierend; gibt einen größeren Bewegungsspielraum; ist hilfreich bei mangelnder Entschlossenheit; lindert aufgestaute Emotionen wie Gereiztheit, Ungeduld, Wut

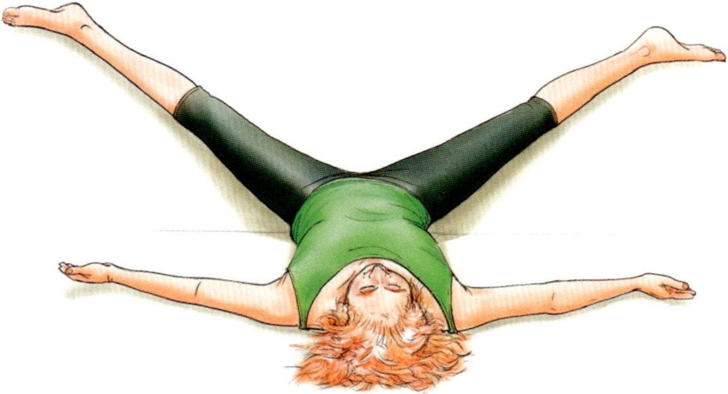

Entspannte Leber - Meridianöffnung

Lege dich flach auf den Rücken. Bringe dein Gesäß so nah wie möglich an die Wand und lehne die Beine senkrecht nach oben ausgestreckt an. Dann öffne sie und lasse sie behutsam zu den Seiten fallen. Deine Hände lege auf den Bauch ab oder entspannt neben dich. Der Nacken bleibt lang, als hätte jemand an deinem Kopf gezogen. Bei Bedarf nimm ein kleines Kissen unter den Kopf. Schließe die Augen und lass alle Anspannung von dir abfallen.

Bleibe mit deiner Aufmerksamkeit beim Atem, der tief in deinen Bauch fließt. Du kannst dir dabei vorstellen, dass mit jedem Atemzug Licht durch deine Füße und Beine in deinen Bauch strömt. Verweile 3 Minuten oder länger in dieser Position, dann schließe vorsichtig die Beine und ruhe in Rückenlage nach.

Variante: Bei einer Neigung zum Hohlkreuz halte ein dickes Kissen bereit. Hebe den Po ein wenig an, schiebe das Kissen unter das Kreuzbein, lasse dich darauf sinken und bringe deine Beine wieder in Position.

- **Wirkung**

beruhigt die Nerven; »lädt die Akkus wieder auf«; entlastet die Wirbelsäule; öffnet sanft den Lebermeridian. Für die Leber, die so leicht unter Druck gerät, ist entspanntes Nichtstun sehr wohltuend.

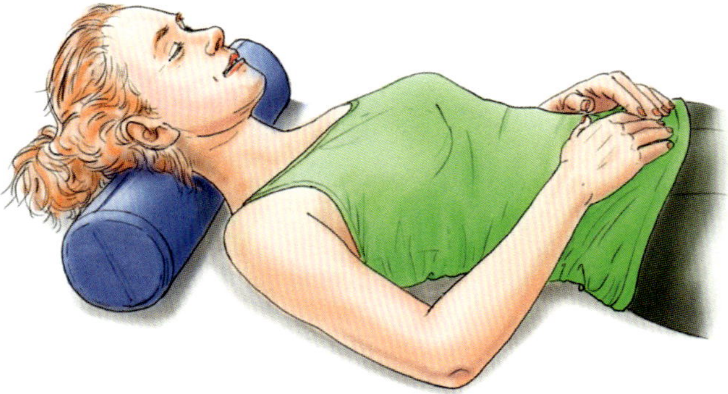

Nackenentspannung mit der Faszienrolle

Lege dich flach auf den Rücken und stelle die Füße auf. Bringe eine Faszienrolle wie ein Kissen unter deinen Kopf, dort wo sich der Schädelansatz befindet. Bewege den Kopf auf der Rolle durch kleine, langsame Nickbewegungen, als würdest du »Ja« sagen. Spüre bei dieser sanften Bewegung, wo Spannungspunkte sind. Nach einer Weile komme zum Stillstand. Bewege den Kopf nun zu den Seiten, als würdest du »Nein« sagen. Beschreibe anschließend mit dem Kopf behutsam eine liegende Acht.

Bringe die Rolle nun 2–3 cm weiter nach oben und wiederhole hier die »Ja«-Bewegung und das »Nein«. Dann entferne die Rolle und ruhe in Rückenlage nach.

Alternativ zu der Faszienrolle kannst du die Übung auch mit zwei Tennisbällen durchführen: stecke sie in einen Strumpf und verschließe diesen mit einem Knoten, so dass die beiden Bälle dicht nebeneinander fixiert sind.

- **Wirkung**

wohltuend für Nacken und Schultern; lockert verklebte Faszien; löst Verspannungen im Bereich der Akupressurpunkte Gallenblase 20 und 21

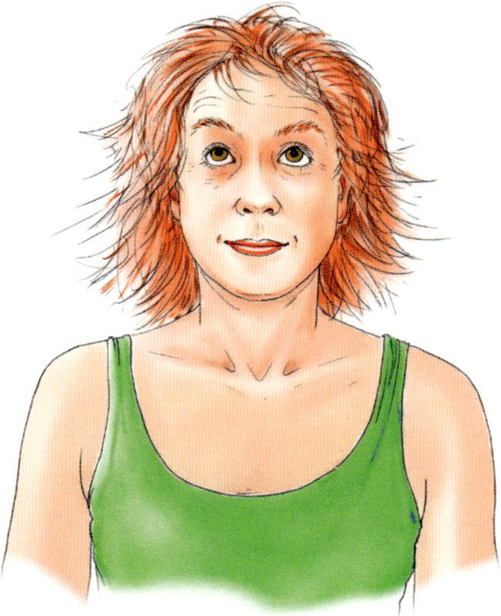

Augenentspannung

Sitze entspannt aufrecht und schaue geradeaus. Verweile in jeder der folgenden Sequenzen für 3–5 Atemzüge und komme mit einem Ausatmen zurück in die Ausgangsposition.

Ziehe so fest du kannst die Augenbrauen nach oben und lege die Stirn in Falten. Halte die Spannung und lasse los. Anschließend schaue so weit wie möglich erst nach links, dann nach rechts. Bewege den Kopf dabei nicht. Richte deinen Blick nach oben, zwischen die Augenbrauen, und nach unten, wobei du auf deine Nasenspitze schielst. Danach schließe die Augen für eine Weile.

Nun öffne sie wieder und beschreibe mit ihnen langsam einen großen runden Kreis. Die Stellen, die die Augen überspringen wollen, zeigen dir an, wo deine Augenmuskeln verspannt sind. Nach mehreren Kreisen schaue für einen Moment geradeaus und schließe die Augen. Reibe die Hände aneinander, bis sie voller Energie sind, und lege sie sanft über die geschlossenen Augen. Spüre, wie ihre Wärme sich auf die Augen überträgt.

- **Wirkung**

lädt die Augen mit Energie auf und fördert ihre Durchblutung; erweitert die Gefäße; trainiert die Augenmuskeln und entspannt sie gleichzeitig; erhöht die geistige Konzentration und Wachheit

Anspannung zur Entspannung

Eine gestaute Holzenergie führt immer zu einer übermäßigen körperlichen Anspannung. Es nützt nichts, diese mit reiner Willenskraft loszulassen, denn sobald unsere Aufmerksamkeit nachlässt, ziehen wir die Muskulatur automatisch wieder zusammen. Daher ist es besser, in dieselbe Richtung zu wirken und die Spannung durch eine bewusste, intensive Kontraktion noch zu verstärken, statt gegen sie anzukämpfen. Die Entspannung kommt dann von alleine.

Bei dieser Übung geht es darum, nacheinander verschiedene Muskeln für wenige Sekunden so fest wie möglich zusammenzuziehen und sie danach mit dem Ausatmen loszulassen. Nimm dir nach jeder Sequenz Zeit, in den Körperbereich hinein zu spüren.

Lege dich flach auf den Rücken. Kontrahiere nacheinander Füße und Waden, dann beide Beine. Nun kneife die Pobacken und die Beckenmuskeln zusammen. Anschließend balle die Hände so fest es geht zu Fäusten, spanne beide Arme bis zur Schulter an und anschließend die Gesichtsmuskeln und den Hals. Zum Schluss spanne noch einmal den ganzen Körper kurz an.

Nimm nach jedem Loslassen wahr, wie all diese Körperteile auf dem Boden aufliegen. Spüre nach, ob sie jetzt weicher, weiter oder schwerer geworden sind. Nimm die feinsten Unterschiede wahr und genieße das Nichtstun.

Konfliktlösung und »Nein« sagen

Jeder Konflikt lähmt und blockiert den Energiefluss der Holzmeridiane. Die Lösung eines Konflikts befreit. Konfliktlösung bedeutet, den Mut aufzubringen, dich diesen Differenzen zu stellen und dich darüber mit anderen zusammen- und auseinanderzusetzen.

Aus Respekt dir selbst und deinen Bedürfnissen gegenüber, lerne Grenzen zu ziehen und »Nein« zu sagen. Dieses »Nein« zu einer Situation oder deinem Gegenüber ist ein »Ja« zu dir selbst.

Leberwickel und Tee

Fülle eine Wärmflasche mit heißem – nicht kochendem – Wasser und wickle sie in ein feuchtes Handtuch. Lege dich bequem auf den Rücken und platziere die Wärmflasche auf deinen rechten Rippenbogen und Oberbauch, die Region der Leber. Lege ein trockenes Handtuch darüber und decke dich zu. Dieser feucht-warme Wickel fördert die Durchblutung und die Leistungsfähigkeit der Leber. Er bringt gestaute Energie ins Fließen und besänftigt festgehaltene Emotionen wie Reizbarkeit und Ärger.

Bei einem Stau der Leberenergie kannst du dir einen Tee aus Rosenblüten oder Pfefferminze bereiten. In seiner milden Wirkung pustet er wie ein Hauch durch die Holzmeridiane.

Nirgun W. Loh und Sakina K. Sievers

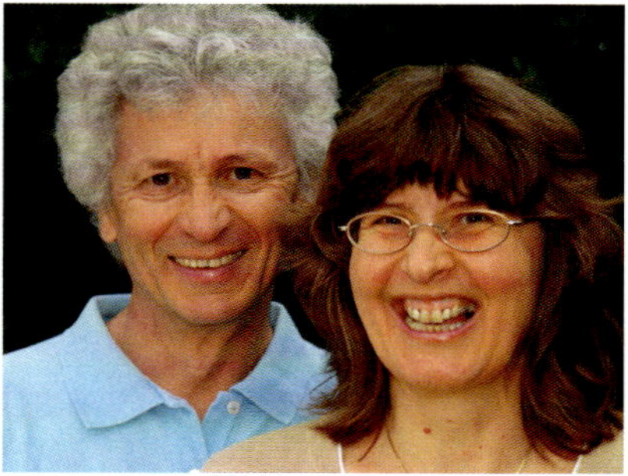

Die Bücher und Schaubilder der Autoren zu den Themen der taoistischen Fünf Elemente, zu Shiatsu, Akupressur und Do-In werden als Standardwerke in vielen körpertherapeutischen Fachausbildungen empfohlen. Leicht verständlich und anschaulich geschrieben, erfreuen sich ihre Bücher darüber hinaus immer größerer Beliebtheit bei interessierten Laien.

Gemeinsam leiten Sakina und Nirgun das ShenDo Institut und unterrichten Shiatsu und Akupressur. In ihrem wunderschönen Seminarhaus in Stellshagen nahe der Ostsee bieten sie Kurse für Gesundheit und Lebensfreude sowie Meditationsretreats an.

Nirgun W. Loh arbeitet seit vielen Jahren als Heilpraktiker im TAO Gesundheitszentrum im Gutshaus Stellshagen mit Schwerpunkt Shiatsu und Chinesische Medizin.

ShenDo Shiatsu Ausbildungen bundesweit

im Norden und Osten	www.shendo-shiatsu-institut.de
im Westen	www.shendo-shiatsu-west.de
im Süden	www.shendo-shiatsu-schule.de

Seminare für Gesundheit, Lebensfreude und Meditation

www.shendo-verlag-institut.de

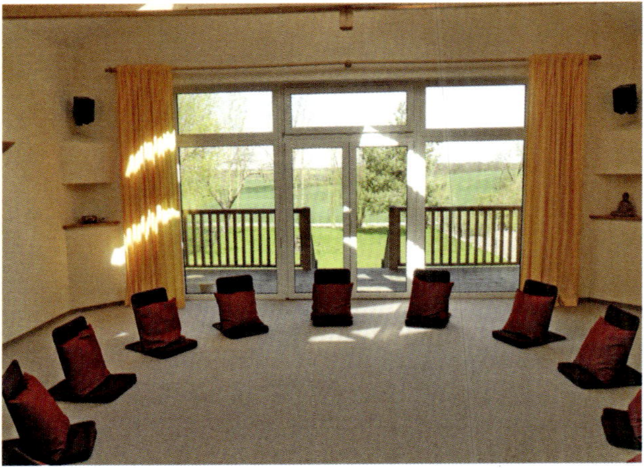

Das Holz-Element
Wachstum - Vision - Verwirklichung

Jahreszeit:	Frühling
Tageszeit:	Morgen
Lebensabschnitt:	Geburt/Kindheit
Klima:	Wind
Farbe:	Grün
Organe:	Leber und Gallenblase
Sinnesorgan:	Augen
Sinnesfunktion:	Sehen
Stimmhafter Ausdruck:	Schreien
Gewebe:	Muskeln, Sehnen, Bänder
Körperbereiche:	Schultern, Hüfte, Oberschenkelaußenseiten
Qualitäten:	Lebensplanung, Entscheidungs- und Durchsetzungsvermögen, Offenheit gegenüber Veränderungen
Emotionen:	Frustration, Ungeduld, Reizbarkeit, Ärger Widerstand, depressive Verstimmung